DES

FIBROMES UTÉRINS

SPÉCIALEMENT

AU POINT DE VUE DE LEUR TRAITEMENT PAR LES COURANTS CONTINUS

A INTERMITTENCES RYTHMÉES

PAR

LE DOCTEUR FRANÇOIS GRESSOT

LYON

IMPRIMERIE PITRAT AINE

4, RUE GENTIL, 4

1883

AVANT-PROPOS

Nous nous proposons, dans ce travail, d'étudier les fibromes utérins, spécialement traités par les courants électriques continus, rendus intermittents ou interrompus à l'aide d'un métronome.

Faire une étude détaillée de ces tumeurs, les envisager complètement sous tous les rapports, serait une tâche trop vaste et trop au-dessus de nos forces pour être menée à bien. La tenter dénoterait une part égale et de témérité et d'inexpérience.

Prenant une voie plus facile et partant moins périlleuse, nous préférons nous borner à ne dire de ces tumeurs, que ce que nous croirons directement utile au point de vue qui nous occupe. Nous décrirons, par exemple, avec plus de soin l'anatomie pathologique comme pouvant aider dans l'explication de certaines modifications subies par la tumeur au cours du traitement par l'électricité.

Si, dans ces cinquante dernières années, la littérature médicale s'est si considérablement enrichie au sujet des tumeurs fibreuses utérines, si les recueils périodiques français et étrangers, américains surtout, abondent de faits les concernant, il faut forcément en voir une cause dans la fréquence de ces affections. D'autre part, la thérapeutique préconisant successivement tantôt des moyens chirurgicaux, tantôt des médicaments, prouve par cela même la pénurie de ses ressources et le manque d'un traitement constamment efficace.

En présence de ces difficultés et au cas surtout où l'ablation chirurgicale ne peut être sagement tentée, bon nombre de praticiens sont obligés de s'en remettre au temps et à l'espérance de voir survenir dans ces tumeurs des modifications heureuses dues à la ménopause, modifications qu'il est bien souvent imprudent d'escompter.

Est-ce à dire que le traitement par l'électricité vienne combler ce desideratum thérapeutique. Il serait difficile de répondre. La première application des courants date d'une dizaine d'années seulement, et déjà de différentes parts, des affirmations catégoriques viennent se contredire.

Quoi qu'il en soit, à la suite de ce traitement, auquel, en tout cas, il faut faire honneur de son innocuité, chez

certaines malades (Aimé Martin) une guérison complète (?)
a été obtenue ; chez bon nombre d'autres, une amélioration considérable a été constatée ; chez d'autres encore,
on a vu disparaître ou diminuer les hémorragies, un
des symptômes assurément les plus graves de ces
affections.

Ces considérations suffisent, croyons-nous, à justifier
l'emploi de cette méthode et partant le choix de notre
sujet.

Avant d'aller plus loin, qu'il nous soit permis d'offrir
ici publiquement, à M. le professeur Delore, l'expression
de notre entière gratitude et pour sa bienveillance à nous
guider dans nos recherches et pour les nombreux
conseils qu'il a bien voulu nous donner.

Nos meilleurs remerciements à M. le docteur de la
Roche, qui a mis si volontiers à notre disposition le fruit
de ses recherches et de son expérience toute particulière
de ce mode de traitement.

Nous prions également M. le professeur Berne d'agréer
l'hommage de toute notre reconnaissance pour l'honneur
qu'il nous fait en acceptant la présidence de notre thèse.

Une première partie de notre travail comprendra
l'étude abrégée des fibromes utérins : définition, syno -
nymie, fréquence, étiologie ; une plus large part sera
faite à l'anatomie pathologique et à la pathogénie.

La seconde partie sera consacrée spécialement au

traitement par l'électricité, et comprendra un court historique, le choix et la description d'un appareil, le mode d'application, quelques considérations sur les résultats obtenus.

Ensuite viendront des observations, sur lesquelles nous pourrons baser quelques conclusions, terme de notre thèse.

DES

FIBROMES UTÉRINS

SPÉCIALEMENT

AU POINT DE VUE DE LEUR TRAITEMENT

PAR LES

COURANTS CONTINUS A INTERMITTENCES RYTHMÉES

PREMIÈRE PARTIE

DES FIBROMES UTÉRINS

DÉFINITION, SYNONYMIE, FRÉQUENCE

On entend par fibromes utérins, tumeurs fibreuses
(Bayle), tubercules charnus (W. Hunter, Baillie). desmoïdes (Müller), tumeurs fibro-musculaires, corps fibreux
(Cruveilhier), myomes, leiomyomes (Zenker), fibroïdes
(Rokitansky), myomes lævicellulaires (Virchow), myomes
à fibres lisses (Cornil et Ranvier), hystéromes (Broca),
des néoplasmes d'aspect fibreux développés dans le tissu
utérin et simulant des excroissances de ce tissu. Ces
tumeurs se présentent tantôt sous la forme d'une masse
diffuse, irrégulière, mal circonscrite, tantôt sous forme
lobulée bien distincte. La forme seule les différencie des
polypes à l'aspect pédiculé. Ces tumeurs rentrent dans la

catégorie des tumeurs dites bénignes. La couleur, la consistance, l'absence des vaisseaux de gros calibre au milieu de leur masse, les distingue du parenchyme utérin.

Les dénominations diverses rapportées plus haut sont en rapport avec le point de vue spécialement envisagé par chaque auteur dans ses descriptions, et s'appuient sur un des signes caractéristiques de la tumeur : fibromes, tumeurs fibreuses, tubercules charnus, tumeurs fibro-musculaires, fibroïdes, desmoïdes, indiquant l'aspect ; corps fibreux indiquant l'isolement et l'absence de pédiculisation par opposition aux polypes : myomes rappelant leur constitution anatomique, leiomyomes, myomes lævi-cellulaires, myomes à fibres lisses, par opposition aux robdomyomes, myomes striocellulaires, myomes à fibres striées des mêmes auteurs, à cause de la présence des fibres musculaires lisses ; Broca préfère le nom d'hysté-romes pour ce fait de l'analogie anatomique parfaite du tissu morbide avec le tissu utérin. La synonymie de ces termes étant chose acquise, plusieurs d'entre eux seront employés sans distinction dans le cours de cette étude.

Le siège des tumeurs fibreuses par rapport à la paroi utérine, les a fait diviser en trois catégories bien nettes.

1° Tumeurs interstitielles, intra-pariétales, intra-murales ;

2° Tumeurs sous-muqueuses ;

3° Tumeurs sous-péritonéales.

Chacune de ces dénominations porte avec elle sa dé-finition.

Toutefois Cruveilhier [1] et Bayle [2] qui, avant lui, avait

---

[1] Cruveilhier. *Anatom. pathol.*, 1865.
[2] Bayle. *Diction. des Sc. méd.*, 1813.

établi en principe cette distinction, ont montré qu'il existait toujours une certaine épaisseur de tissu utérin entre la tumeur et les parois muqueuse ou péritonéale.

Les tumeurs fibreuses, emprisonnées pour ainsi dire dans le tissu utérin, tendent à s'échapper, peut-être par suite des compressions produites par les couches musculaires environnantes, et on a vu, rarement il est vrai, quelques-unes de ces tumeurs se frayer, pour ainsi dire, une voie au dehors, simulant comme un accouchement de corps fibreux, mode de guérison particulièrement remarquable.

Cette tendance à fuir s'exerce du côté de la paroi utérine la moins résistante, mais qui n'est pas toujours la moins épaisse. Elle a été notée par M. Chéron [1] au cours du traitement par l'électricité; il faut y voir, selon lui, l'influence des contractions musculaires déterminées par les courants.

L'aspect des fibromes est variable suivant la prédominance du tissu fibreux ou du tissu musculaire, suivant aussi la plus ou moins grande quantité de vaisseaux sanguins qui concourent à leur nutrition. La consistance également variable tient aux mêmes causes; pourtant il faut ajouter une remarque de Virchow sur laquelle il insiste beaucoup et à différentes reprises; la contractilité qu'il désigne sous le nom d'érectilité, suivant lui, joue le plus grand rôle dans la consistance des myomes pendant la vie; tantôt ils sont mous, dit-il, en relâchement; tantôt durs, en contraction.

---

[1] Chéron. Des tumeurs fibreuses de l'utérus et de leur traitement par les courants continus, in *Gaz. des Hôpitaux*, 1879.

Le volume des fibromes est essentiellement variable ;
on en a vu de la grosseur d'une tête d'épingle, d'un grain
de mil, d'une tête d'adulte ; d'autre part, on en a noté de
très gros ; Binz[1], un de 62 livres, et Walther, un de
74 livres. Broca parle d'un fibrome de 40 kilogrammes.
Ce sont là des exceptions.

F. Guyon[2] a donné le nom bien significatif de grossesse fibreuse à un énorme développement de l'utérus dû
à la présence d'une de ces tumeurs.

La multiplicité comme la grosseur des corps fibreux n'a
guère de limite. Tantôt on en trouve un seul, tantôt on
les rencontre par légions, plus rarement cependant.
Gaillard Thomas en présenta trente-cinq criblant, pour
ainsi dire, le même utérus, à la Société de gynécologie de
New-York. Ils variaient de la grosseur d'une bille à
celle d'une tête de fœtus. M. Chéron assure qu'on peut
les compter par centaines sur le même sujet.

Relativement à la fréquence de cette affection, on ne
peut guère établir de proportion même approximative.

« Ces tumeurs, dit Ch. West[3], sont regardées avec
raison comme étant les plus fréquentes de toutes les
maladies organiques de la matrice. Je ne puis pourtant apporter à l'appui de cette assertion des statistiques,
parce que ces statistiques de la pratique hospitalière sont
entachées d'erreur. Tout étrange que cela paraisse, les
résultats de l'examen cadavérique sont en contradiction. »

---

[1] Binz. *Gaz. méd. de Paris*, 1858.

[2] F. Guyon. *Des corps fibreux de l'utérus*, p. 13. Thèse de concours.
Paris, 1860.

[3] Ch. West. *Traité clinique des maladies des femmes.* Trad. Ch. Mau-
riac. 1870. p. 327.

Bayle établit avec toute son autorité que le cinquième des femmes, après l'âge de trente-cinq ans, porte des tumeurs fibreuses de l'utérus ; d'autre part [1], M. Pichard avance qu'il n'a rencontré cette lésion que 8 fois sur 800 autopsies faites par lui-même ou par M. Lair. « Pour mon compte, continue Ch. West, sur 70 cas où j'ai examiné l'utérus de femmes mortes après la puberté de maladies autres que de maladies utérines, 7 fois j'ai trouvé des tumeurs fibreuses de l'utérus. »

Ces tumeurs paraissent être plus fréquentes chez la race noire, où la présence de corps fibreux pourrait être considérée comme un fait presque constant et pour ainsi dire physiologique (Gaillard Thomas).

Par rapport à l'âge des malades, lors de l'apparition de la tumeur, Ch. West, ajoutant 9 cas personnels aux 24 observations d'examen cadavérique de Braün et Chiari [2], donne la statistique suivante :

2.	âge indéterminé.
1.	24 ans.
3.	de 30 à 40 ans.
14.	de 40 à 50 ans.
4.	de 50 à 60 ans.
7.	de 60 à 70 ans.
1.	de 70 ans.
1.	de 80 ans.
33	

Autre statistique. Ch. West, additionnant 96 cas per-

---

[1] *Diction. des Sc. méd.* Paris, 1843. Art. Corps fibreux de la matrice. p. 73.
[2] Braün et Chiari. *Klinik der Geburtshülfe und Gynökologie*, 2ᵉ partie, Erlangen, 1863.

sonnels et 37 malades demandant des soins à Braün et
Chiari (non compris les polypes), donne les chiffres
suivants :

26. . . . . de 20 à 30 ans.
44. . . . . de 30 à 40 ans.
47. . . . . de 40 à 50 ans.
15. . . . . de 50 à 60 ans.
 1. . . . . de 72 ans.
————
133

Il paraît résulter de ces statistiques concordantes que
le maximum de fréquence se trouve être de quarante à
cinquante ans.

SYMPTOMATOLOGIE

La symptomatologie variée, à laquelle donne lieu la
présence des corps fibreux dans l'utérus, est une application de la loi de physiologie morbide, formulée ainsi par
M. N. Guéneau de Mussy : « L'appareil utérin est un
foyer de retentissements sympathiques étendus, que
peuvent éveiller les moindres altérations dans la structure
ou dans la nutrition de cet organe. »

Quoi qu'il en soit, les désordres menstruels, l'hémorragie utérine, la douleur, la dysurie sont les symptômes
les plus importants des tumeurs fibreuses. (Ch. West,
loc. cit.)

Les hémorragies sur la coexistence ou l'absence des-
quelles on ne peut pourtant juger de la présence ou de
l'absence d'un fibrome, doivent être considérées à part,
en raison de leur importance d'abord, et ensuite parce

que des observations viendront démontrer que le traitement par l'électricité a sur elles la plus heureuse
influence.

Sur les 96 observations de Ch. West dont il a été
question plus haut, 88 fois la ménopause n'était pas
encore arrivée chez les malades. Sur ces 88 cas, 45 fois
les règles étaient, soit excessives comme quantité, soit
trop fréquentes dans leur retour ou bien présentaient ces
deux irrégularités réunies. 15 fois la fonction s'est
accomplie dans de grandes douleurs, et dans 4 cas seulement, la quantité du sang perdu à la période menstruelle fut inférieure à celle qui avait l'habitude de fluer
lorsque la malade était bien portante.

Dans 44 cas, l'hémorragie provenant de l'utérus survint en dehors de la période menstruelle et cet accident
se produisit ainsi :

Après la cessation des menstrues. . . . . 4 fois.
Coïncidant avec la ménorragie ou une menstruation
   surabondante. . . . . 32 —
Coïncidant avec menstruation douloureuse. . . . . 2 —
Coïncidant avec menstruation douloureuse et abondante. 1 —
Coïncidant avec menstruation irrégulière. . . . . . 1 —
Coïncidant avec menstruation normale . . . . . . 4 —
                          44 fois.

Au point de vue du diagnostic des fibromes, il est
encore plusieurs remarques importantes.

Et d'abord, lorsqu'une métrite résiste au traitement
ordinairement en usage, cautérisation soit par les caustiques, soit par le fer rouge, on est en droit de soupçonner l'existence d'un fibrome.

Généralement aussi, un fibrome développé dans les

parois antérieure ou postérieure de l'utérus, traduit sa présence par l'élévation et une antéflexion ou une rétroflexion de cet organe.

De plus, l'utérus qui, à l'état normal possède la plus grande mobilité devient plus fixe lorsqu'il est le siège d'un fibrome, soit par le volume plus grand qu'il acquiert et conséquemment un poids plus considérable, soit encore du fait des adhérences que la tumeur a pu faire naître.

ÉTIOLOGIE DES TUMEURS FIBREUSES

Nous trouvons cette intéressante statistique due à Roehrig [1] dans la *Revue des Sciences médicales*.

L'auteur a observé aux eaux de Kreuznach, rendez-vous des femmes atteintes de fibromes, 176 malades; il les a étudiées principalement au point de vue étiologique une centaine ont fourni de ce chef les renseignements suivants :

Sur 106 femmes mariées ayant un fibrome :

```
31   n'avaient pas eu d'enfants.
40 avaient eu 1 seul enfant   ⎫
12      —      2 enfants      ⎪
17      —      3   —          ⎬  sur ces 75 pa-
 4      —      5   —          ⎪  tientes, 60 avor-
 1      —      6   —          ⎪  tements.
 1      —      9   —          ⎭
───
106
```

Chez 10 malades des accouchements laborieux précédèrent l'apparition des tumeurs.

[1] Zur aetiologie der uterus fibromyome, par A. Roehrig. Berlin, *Klin. Wochens.* Analyse in *Revue des sciences médicales de Hayem*, 1878, t. XII.

L'auteur voit comme causes probables :

Chez 3 malades, suites de couches ;

— 4 — l'avortement ;

— 4 — suppression brusque des menstrues ;

— 8 — coups, chutes, ébranlements violents ;

— 5 — traumatisme atteignant directement l'utérus pendant la période menstruelle ;

— 21 — exercices violents au moment des règles, patinage, équitation, courses de montagne, jeunes mariés ;

— 9 — coït pendant les règles.

Chez 10 malades, coexistence d'un fibrome mammaire. Sur les 176 malades, 30 n'étaient pas mariées.

Sur les 146 malades mariées, 39 étaient veuves avant l'apparition du fibrome; chez 12 de ces 39 veuves un prurit vulvaire indice d'une hyperesthésie génitale avait précédé durant des mois et des années même la naissance de la masse morbide.

Plusieurs fois des troubles circulatoires (cardiaques, constipation) gênant le retour du sang par la veine cave, ont, semble-t-il, présidé au développement de la tumeur ; enfin l'auteur met en cause l'hérédité, des vaginites virulentes, des pessaires, des injections caustiques intra-utérines, etc.

ANATOMIE PATHOLOGIQUE ET PATHOGÉNIE

« La surface de section des corps fibreux, disent MM. Demarquay et O. Saint-Vel[1], est d'un blanc pur

[1] Demarquay et O. Saint-Vel. *Traité des maladies de l'utérus*, p. 141.

ou d'un rouge pâle, ou d'un gris rougeâtre. A l'œil nu, on reconnait sur beaucoup d'entre eux l'aspect pelotonné des faisceaux de fibres, leur disposition concentrique autour de centres distincts. Le tissu comme feutré se laisse difficilement déchirer. Le microscope aidé de réactifs chimiques reconnait dans les différentes couches de la tumeur les éléments qui composent le tissu utérin, les fibres extrêmement fines des tissus fibreux, les fibres cellules caractéristiques des muscles de la vie organique. »

Si l'on ajoute des vaisseaux sanguins et lymphatiques et peut-être des nerfs, on a la composition complète du tissu.

La découverte des fibres musculaires lisses est due à Vogel[1] et à Lebert[2]. Plus tard, M. le professeur Robin, contrôlant ces recherches, en confirma les résultats. A côté des fibres musculaires lisses de grandeur normale, c'est-à-dire mesurant en longueur de 40 μ à 200 μ et en largeur de 2 μ à 10 μ on rencontre dans les corps fibreux des fibres cellulaires hypertrophiées comme pendant la grossesse et devenues jusqu'à dix fois plus longues et cinq fois plus larges. Elles existent dans la proportion d'un dixième à la moitié environ à côté des autres éléments, mais jamais davantage.

Les tumeurs fibreuses sont considérées par les uns comme une hyperplasie des faisceaux musculaires de l'utérus avec participation du tissu conjonctif et des vaisseaux. C'est l'opinion de Virchow qui définit d'autre part l'hyperplasie un mode de formation où les éléments nou-

---

[1] Voegl. *Icones histol. pathol.* Leipsick, 1843.
[2] Lebert. *Comptes rendus de la Société de biologie*, 1852.

veaux ne diffèrent en rien de leurs générateurs, ni dans leur forme, ni dans leurs fonctions. Broca considère ces mêmes tumeurs comme des néoplasmes s'organisant en tissu analogue au tissu utérin adjacent.

L'ignorance dans laquelle on avait été longtemps du début des fibromes, car on n'en connaissait alors que les grosses tumeurs, avait fait admettre par Bayle et Cruveilhier qu'il y avait défaut de continuité entre les corps fibreux et le tissu utérin. Il fallut la découverte de l'identité des deux tissus pour renverser cette erreur. Quoi qu'il en soit, et jusqu'à maintenant, le mode de formation des fibromes n'est pas encore bien connu.

Voici, d'après Virchow [1], comment ils prennent naissance : « La paroi utérine se compose de faisceaux nombreux de tissu musculaire à cellules lisses qui s'entrecroisent de mille manières et circonscrivent des espaces de tissu conjonctif très vasculaire. Dans les faisceaux ou trabécules, on trouve également un tissu conjonctif rare, ne contenant que peu de vaisseaux. Lorsque le développement d'une tumeur est imminent, quelques-uns de ces faisceaux perdent leur uniformité et se tuméfient à certains endroits. Quand on isole un semblable faisceau, on aperçoit dans son trajet une tuméfaction analogue à celle que produit un névrome sur un nerf. Au fur et à mesure que les fibres musculaires augmentent de nombre, il se fait à ce niveau une tuméfaction noduleuse qui reste toujours en connexion avec le reste du tissu. »

MM. Cornil et Ranvier [2] donnent un autre mode de

---

1 Virchow. *Pathologie des tumeurs*. Trad. franç., p. 332 et suiv.
2 Cornil et Ranvier. *Manuel d'histologie pathologique*.

formation des myomes. On rencontre, disent-ils, quelquefois dans le tissu fibreux de la tumeur, le long des faisceaux musculaires, des îlots de tissu embryonnaire. Des cellules contractiles pourraient naître de là, de la même manière que chez l'embryon, d'une transformation directe des cellules embryonnaires.

L'opinion de Wirchow, en contradiction avec celle de MM. Cornil et Ranvier, pourrait cependant être soutenue, quoique la préférence semble devoir être donnée à cette dernière. La connexion des fibres du tissu utérin avec celles de la tumeur peut être suivie, et il est admis, d'autre part, que l'utérus gravide contient plus d'éléments musculaires qu'à l'état de vacuité, et pourtant, dans ce cas, on ne dit pas qu'il y a néoplasie.

Quelques auteurs, Forster, par exemple, ont, en outre, pensé que des cellules musculaires préexistantes pouvaient se multiplier par division. Mais, suivant MM. Cornil et Ranvier, toutes les cellules n'ont pas la même aptitude à se multiplier, et la cellule musculaire chez l'adulte, comme toute cellule fixée dans sa forme, ne montre jamais de division de son noyau ni de segmentation de sa cellule.

D'autre part, M. Guyon, dans sa thèse d'agrégation déjà citée, ne se refuse pas à admettre la formation de toutes pièces des fibres musculaires dans un blastème épanché au sein du tissu musculaire ; il est plus porté à croire à l'organisation d'un blastème qu'à celle du sang épanché en nature.

C'était là l'opinion de Velpeau qui croyait à l'organisation de la fibrine. Blandin voyait l'origine de ces tumeurs dans la formation d'un caillot dans une veine de l'utérus. Walther croyait à la production des fibromes par suite de l'épanchement d'une goutte de sang menstruel, et Combernon [1] voyait là des ovules déviés de leur parcours [2].

Ch. West considère la production des fibromes comme un résultat de l'activité de l'utérus, lorsque cet organe est privé de son fonctionnement physiologique qui est la grossesse, lorsque, par exemple, des femmes mariées n'ont pas d'enfants. Tout au contraire, pour expliquer la même production des fibromes, M. Simpson fait jouer le plus grand rôle aux modifications des fibres musculaires pendant et après la grossesse. L'atrophie ou involution peut être arrêtée et une hypertrophie pathologique peut ainsi se trouver constituée succédant à l'hypertrophie créée par la grossesse.

Quoi qu'il en soit, il faut forcément voir dans les myomes des néoformations de cellules musculaires et non une hypertrophie des cellules musculaires préexistantes. « Ce qui le prouve, disent MM. Cornil et Ranvier, c'est que certains myomes développés dans les parois utérines, contiennent plus d'éléments musculaires contractiles que l'utérus en entier. [3] »

Peu d'auteurs signalent dans les fibromes la présence de vaisseaux volumineux ; Clarke nie leur existence ; Bayle, Oldham, Saviard, Levret, Dupuytren, Schroëder Van der Kolk signalent des artères, Breschet et Lisfranc de grosses veines faisant communiquer la circulation de la tumeur avec celle de la paroi utérine. Ce qu'on a observé le plus fréquemment, c'est un réseau vasculaire

---

[1] Combernon. Thèse de Paris. 1840.
[2] M. Lefour. Thèse d'agrégation. Paris, 1880.
[3] Cornil et Ranvier *(loc. cit.)*.

veineux considérable, comme l'a décrit Cruveilhier, enveloppant le corps fibreux et communiquant avec le système veineux de l'utérus, d'autant plus développé que le volume de la tumeur est plus considérable et que la paroi utérine est elle-même plus largement développée, et c'est un fait des plus remarquables, que d'ordinaire le corps fibreux stimule l'utérus et lui communique une activité comparable à celle de la grossesse. Sous son influence, la cavité de la matrice augmente, ses parois hypertrophiées contiennent un plus grand nombre de vaisseaux qui quelquefois même sont manifestement dilatés.

S'il arrive souvent, dit M. Chéron *(loc. cit.)*, que les tumeurs fibreuses soumises à l'observation contiennent peu de vaisseaux, cela peut tenir à ce que la période d'évolution du fibrome à l'époque où on l'examine représente le moment où, s'étant de plus en plus isolé du parenchyme utérin, ses connexions vasculaires se sont de plus en plus raréfiées, ou bien de ce fait que le myome ayant subi une transformation fibreuse comme l'utérus sclérosé qui a parcouru les différentes périodes de la métrite chronique, les vaisseaux et les éléments musculaires ont disparu étouffés par la prolifération du tissu conjonctif interstitiel.

Quant aux vaisseaux et lacunes lymphatiques la question a encore été peu étudiée. Dupuytren les croyait nombreux. Voici l'appréciation de Billroth : On rencontre quelquefois dans les fibroïdes d'une certaine dimension des espaces creux remplis d'un sérum très fluide ; peut-être sont-ce des sinus lymphatiques ectasiques de nouvelle formation.

M. Chéron [1] examinant de près la question a pu s'as-

---

[1] Chéron *(loc. cit.)*.

surer que les dilatations dont parle Billroth sont bien des sinus lymphatiques. A l'aide du microscope, il a vu un vaisseau lymphatique muni de son endothélium s'aboucher dans un de ces sinus.

M. Lefour [1] rapporte ainsi l'examen histologique d'un polype, examen fait par M. Bar.

« Dans la portion de la tumeur immédiatement sous-jacente à l'épithélium on pouvait voir de petits vaisseaux lymphatiques dont la direction était perpendiculaire à la surface de la tumeur. Après un trajet fort court, ils se jetaient dans des fentes assez larges qui, s'unissant les unes aux autres, formaient entre la tunique musculaire sous-jacente à l'épithélium et la portion centrale du polype, une véritable coque lymphatique lacunaire. Au centre de la tumeur, on trouve surtout des gaines lymphatiques autour des artères. »

Cette présence de lymphatiques a une grande importance, car elle explique un phénomène du début du traitement de la tumeur par l'électricité, c'est-à-dire l'écoulement d'une certaine quantité d'un liquide particulier.

Astruc admet l'existence de nerfs organiques dans les fibromes, se fondant sur la sensibilité qui se développe dans les polypes enflammés, et Bidder a pu suivre une fibre nerveuse à double contour de $0^{mm},015$ (Lecour).

La présence des nerfs semble nécessaire pour présider aux phénomènes de contractilité que présentent ces tumeurs.

Voilà ce que, se fondant sur une division ingénieuse

Lefour. Thèse d'agrégation, Paris, 1880. p. 31.

de MM. Demarquay et O. Saint-Vel, on pourrait appeler la description de l'état physiologique des tumeurs fibreuses. L'existence extra-physiologique comprendrait les modifications que les fonctions de sexualité impriment à ces tumeurs. Enfin à un état pathologique se rapporteraient les dégénérescences de ces néoplasmes.

Il est certain que les myomes préexistants de l'utérus peuvent s'accroître d'une façon rapide après une grossesse, mais, d'un autre côté, des myomes utérins s'observent chez des jeunes filles vierges, ou des filles âgées qui n'ont jamais eu de rapports sexuels, ou qui n'ont jamais eu d'enfants.

John Williams [1] s'élève contre l'opinion généralement admise que les fibromes utérins restent stationnaires dans l'intervalle des règles, et augmentent, au contraire, de volume à chaque période cataméniale. Selon lui, les fibromes sont plus volumineux dans la période de non-activité utérine. Ils diminuent, au contraire, et cela d'une façon notable, au moment où les règles vont paraître, et pendant les premiers jours de leur apparition. J. Williams ne donne pourtant pas de conclusion, car ses observations ne se basent que sur cinq faits de fibromes interstitiels ou sous-péritonéaux mais non sessiles.

L'explication de ces variations de volume réside dans la notion acquise d'une circulation veineuse, quelquefois si considérable qu'elle ressemble à un inextricable lacis vasculaire très volumineux.

---

[1] John Williams. *The Lancet*, v. I, p. 764-873, 1880. Rapporté in *Revue des Sc. méd. de Hayem*, t. XVIII, 1880, p. 140.

Les transformations que peuvent subir les fibromes
sont en assez grand nombre ; il faut citer :

    La tranformation graisseuse,
           —   calcaire,
           —   muqueuse,
           —   fibreuse.

La transformation graisseuse (Cornil et Ranvier), se
produit quand la circulation sanguine se trouve arrêtée
et que la partie correspondante est frappée de morts
Au reste, en thèse générale, « à la période ultime de toutes
les néoplasies inflammatoires ou autres, lorsque la quantité de sucs nutritifs n'est plus suffisante pour la nutrition
des éléments cellulaires nouveaux, formés en grande
abondance, une partie ou la totalité de ceux-ci subit la
dégénérescence graisseuse [1]. »

A côté de la transformation graisseuse, on rencontre
surtout la transformation calcaire. A l'état pathologique
(Cornil et Ranvier), on rencontre des granulations cal-
caires (carbonate, sulfate, phosphate de chaux), lorsqu'une partie séjourne pendant longtemps au milieu de
tissus vivants, bien que ne vivant pas elle-même, et que
les produits de l'inflammation ont perdu leur vitalité.

Cette transformation calcaire ou calcification assez fréquente dans les fibromes, observée sur ceux qui, nés de la
surface péritonéale de l'utérus, se détachent et de-
viennent libres dans le péritoine, commence au centre
des lobules et peut donner lieu à de véritables pierres,
éliminées quelquefois par les voies naturelles. Toujours
est-il qu'il faut distinguer cette pétrification des ossifi-

---

[1] Cornil et Ranvier. *Manuel d'histol. pathol.*

cations vraies, observées, bien que plus rarement, dans les mêmes circonstances.

Les corps fibreux à géodes de Cruveilhier sont la manifestation de la dégénérescence muqueuse. Il y a alors une certaine quantité de loges ou cavités remplies d'un liquide séro-muqueux ou sanguinolent, dans la masse du fibrome. D'après MM. Péan et Urdy, il existe d'abord un corps fibreux plus ou moins dense, puis par un processus qui n'est pas encore bien connu, il se creuse des cavités irrégulières, anfractueuses, et la tumeur fibro-cystique se trouve constituée.

La transformation fibreuse se produit lorsque, par suite de la prolifération du tissu conjonctif, les éléments musculaires et les vaisseaux se trouvent resserrés et étouffés. Cette conformation se traduit par une consistance plus grande de la tumeur.

A côté des ces différentes dégénérescences subies par les tumeurs fibreuses de l'utérus, il faut encore signaler un autre stade assez fréquent dans les modifications qui viennent les atteindre.

Il arrive quelquefois que ces tumeurs se ramollissent pour arriver, par suite d'un processus peu connu, à la suppuration. Cette suppuration, espèce de destruction gangréneuse, donne lieu à l'expulsion d'un certain liquide d'aspect ichoreux, à l'odeur excessivement nauséabonde. Au simple récit des malades on pourrait croire à l'existence d'un cancer, car elles se plaignent de douleurs, d'hémorragies, d'écoulement fétide ; de plus, elles sont très affaiblies présentant un état général des plus mauvais.

Fort heureusement il n'en est rien, et il suffit d'examiner les lèvres du col pour que l'erreur se dissipe ; car elles sont dures, bosselées, irrégulières, friables dans le cancer ; minces, élastiques, normales, s'il s'agit d'un fibrome.

Depuis quelque temps et en présence de faits semblables, M. Delore, à qui nous devons cette communication, n'hésite pas à cautériser les surfaces suppurantes en introduisant au besoin même des flèches de canquoin dans l'intérieur de l'utérus. Par une singulière affinité le canquoin est déposé de préférence sur la partie de l'utérus érodée sans amener la moindre complication. L'écoulement diminue, change d'aspect, les accidents cessent et les malades, sur le point de succomber au marasme et au deséspoir, reviennent graduellement à un état de santé meilleur.

Telles sont les considérations que nous avons cru devoir rappeler avant de passer au traitement des fibromes par l'électricité.

DEUXIÈME PARTIE

TRAITEMENT DES FIBROMES UTÉRINS PAR LES COURANTS ÉLECTRIQUES

HISTORIQUE

L'application des courants électriques au traitement des fibromes utérins , quoique n'ayant guère plus de dix ans de date, a déjà subi un grand nombre de modifications pour arriver à des résultats encore loin d'être parfaits, mais cependant remarquables.

Il n'est pas sans intérêt d'étudier la suite de ces modifications.

Et d'abord, l'application des courants a pu se faire de plusieurs façons, sous forme : 1° de courants induits; 2° de courants continus directement employés sans intermédiaire au sortir de la pile; 3° de courants continus, interrompus par le passage à travers un régulateur ou plus simplement un métronome comme il sera dit plus loin.

D'autre part, sans parler des effets thermiques ou galvanocaustique thermique, recherchés quelquefois par les chirurgiens dans certaines opérations, on a demandé à la pile, tantôt des effets peu intenses pour pratiquer ce qu'on appelle vulgairement l'électrisation, tantôt des effets chimiques considérables, pour aboutir à l'électrolyse ou galvano-caustique chimique.

C'est cette dernière forme de l'électricité qui fut employée la première dans le traitement des fibromes.

L'action électrolytique de la pile s'obtenait en enfonçant des aiguilles dans les fibromes utérins, même à travers le péritoine. Alors, au centre même de la tumeur, se passait une action chimique amenant sa destruction.

Suivant Althaüs, ce mode de destruction repose : 1° Sur la désorganisation mécanique des tissus causée par l'hydrogène naissant; 2° sur l'accumulation des alcalis au pôle négatif, ce qui explique l'état savonneux de l'escarre obtenue; 3° sur la modification produite par l'action physiologique du courant galvanique continu sur les nerfs vaso-moteurs des parties soumises au courant.

Ce fut Davy qui, le premier, en 1807, décomposa avec une pile de 150 couples un faisceau de fibres musculaires; les alcalis se rendaient au pôle négatif, les acides, au pôle positif.

Crusell (de Saint-Pétersbourg) fit, le premier, application de ce mode d'électricité, et lui donna le nom de méthode électrolytique ou électrolyse.

Plus tard, Ciniselli (de Crémone) éleva l'électrolyse au rang de méthode bien définie. Broca et Nélaton l'appliquèrent au traitement des tumeurs.

Cuttler [1], le premier, en 1871, employa ce traitement pour les fibromes de l'utérus. Il en fit part au Congrès de

---

[1] Cuttler. *Associat. méd. améric.* Congrès de Chicago, 1871.

Chicago, disant que, dans un cas, il avait obtenu une amélioration notable.

Brown [1], deux ans plus tard, en 1873, fait une nouvelle application de l'électrolyse.

En 1875, Gilmann Kinsball [2] publie quatre nouveaux cas.

En 1876 [3], Gaillard Thomas étudie ce traitement dans une communication à la Société de gynécologie de New-York.

En juillet 1878, Gilmann Kinsball et T. Cuttler [4] publient dans *American Journal* un mémoire où sont rapportés 50 cas de fibromes utérins traités par l'électrolyse. Voici les résultats obtenus :

    7 fois, développement non enrayé ;

    4 — mort, dont 2 péritonites ;

    32 — la tumeur cesse de s'accroître ;

    3 — diminution de volume du fibrome ;

    4 — guérison complète.

Voici, d'après le docteur allemand Semeleder [5], qui a suivi les expériences de Cuttler à New-York, et employé lui-même avec succès sa méthode dans le traitement des kystes de l'ovaire et des fibromes utérins, voici, disons-nous, comment opéra Cuttler.

Cuttler s'est servi d'une batterie de 10 à 12 éléments d'une pile de Callaud (zinc et cuivre), ou d'une pile de

[1] Brown. *Med. and. surg. report*. Philadelphie, 1873.

[2] G. Kinsball. *Bost. med. and. surg. journal*, 1874, n. 15.

[3] Gaillard Thomas. *Société de gynécologie de New-York*, 1876.

[4] Gilmann Kinsball and, T. Cuttler *American Journal*, juillet 1878, p. 50. Analyse in *Revue de Hayem*, t. XIV, p. 190, 1879.

[5] Semeleder *Elecktrolytische Behandlung der Gebärmutter fibroide. Wiener Medizinische-Presse* 1876, n° 50-55.

Leiser (zinc et charbon), et il a pénétré dans la tumeur à travers le péritoine avec des aiguilles à acupuncture volumineuses et coupantes sur les bords, comme la pointe d'une épée. Les aiguilles étaient enfoncées de trois à quatre pouces.

Le but que se proposait Cuttler était d'enrayer la tumeur dans son développement.

Le nombre des séances était de une à vingt. La durée était de une à quinze minutes. Séances quotidiennes, hebdomadaires ou même plus espacées.

La violence de la douleur oblige à endormir les malades.

D'autre part, le docteur Omboni [1] imitant, sans modification, le mode de traitement de Cuttler dit avoir eu de bons résultats.

Chadwick [2], en 1879 eut aussi recours à ce mode de traitement mais une seule fois. Il s'agissait d'une négresse ayant un fibrome sous-péritonéal du volume d'une noix de coco. Douleur et pertes sanguines abondantes. Chadwick enfonça deux petits électrodes dans la tumeur à travers le péritoine pendant dix minutes; trois heures après, une péritonite survint. La malade heureusement guérit de sa péritonite, mais les accidents dus au fibrome persistèrent.

Chadwick n'admet pas qu'un tel traitement offre quelque chance de succès. Il ne veut voir dans les résultats acquis par d'autres chirurgiens aucune influence

---

Omboni. *Contribuzione alla cura dei tumori colla electrolysi. Gaz. méd. ital.*, 1877, n° 48.

[2] Chadwick. *Fibrous tumours of the uterus, healed by electrolysis. Bost. med. journal*, 23 oct. 1879. *Rev. de Hayem*, t. XVIII, p. 152.

réelle de l'électrolyse. Pour Chadwick, le traitement, incapable de produire de bons résultats tout en exposant à de très grands dangers les malades, doit être rejeté. Il considère les électrodes comme ayant agi à la façon de corps étrangers et ayant produit, dans les cas heureux, des modifications satisfaisantes comme on en voit survenir souvent sous l'influence d'une cause imprévue. A l'appui de cette assertion, Chadwick cite un cas où la tumeur diminua rapidement de volume après une simple dilatation du col; un autre cas où le même fait se produisit après dilatation du col et incision de la capsule de la tumeur.

D'autre part, Chadwick, disant que Cuttler s'est servi parfois d'une pile composée d'un seul élément, croit que cette pile est incapable de produire un courant susceptible d'amener des modifications dans la tumeur. Comme on le voit, Chadwick a vite fait le procès de l'électrolyse. Sa conclusion formelle et de rejeter ce mode de traitement.

Tout en concluant à l'emploi favorable de l'électro-lyse et en conseillant d'enfoncer des aiguilles dans les fibromes, les docteurs Routh et Althaüs (de Londres) avaient, dès 1863, employé les courants continus, mais simplement appliqués sur les tissus. Dans deux cas dont il est fait mention par Sévastopulo [1], ils auraient ainsi obtenu la diminution des trois quarts de la tumeur, fait rapportés dans leurs *Lectures sur les fibroïdes utérins*. L'une des deux tumeurs était de la grosseur d'une tête d'homme, l'autre de la grosseur d'une orange. Dans un cas, les deux électrodes furent placés sur les parois de

---

[1] Sevastopulo. Thèse de Paris, 1875, n° 252, p. 152.

l'abdomen ; dans l'autre, l'un fut placé sur le col de l'utérus, l'autre sur la région lombaire.

Laissant de côté les procédés barbares employés par les médecins américains, M. le docteur Chéron, médecin de Saint-Lazare, fut le premier qui appliqua, d'une toute autre façon, les courants continus au traitement des tumeurs fibreuses de l'utérus. Ses premiers essais[1] datent de 1868 et portent sur quatre malades dont il rapporte brièvement les observations. Il plaçait un pôle sur le col utérin ou dans le canal cervical et l'autre sur l'abdomen au niveau de la tumeur. Le courant était fourni par 22 éléments Remak (pile de Daniell modifiée seulement dans ses dispositions). Applications quotidiennes de 15 minutes, en moyenne; 120 applications. Aucune amélioration ne se produisit dans aucun des cas ; bien plus, une des malades qui n'avait jamais eu d'hémorragies en vit survenir. Ces essais étaient peu satisfaisants.

Heureusement M. Chéron ne se découragea pas, et poursuivant ses recherches en traitant 42 cas de fibromes put arriver à modifier l'emploi des courants d'une façon heureuse et obtenir de ce traitement des résultats meilleurs.

Pour cela, il dut abandonner successivement les courants continus, puis les courants induits, pour employer les courants continus interrompus à l'aide d'un régulateur. C'est ce qu'il appelle les courants continus à intermittences rythmées.

M. le docteur Aimé Martin employa à son tour l'électricité dans le traitement des fibromes, sans connais-

[1] Chéron. *Gaz. des hôpitaux*, 1879.— Des tumeurs fibreuses de l'utérus et de leur traitement par les courants continus, nᵒˢ 29 et suivants, 11 mars 1879.

sance, dit-il, des essais antérieurs. Il publia à ce sujet dans les *Annales de gynécologie*[1] un travail très intéressant et très complet, auquel nous emprunterons quelques détails.

M. Martin avait été frappé de la remarque faite par Ciniselli[2] (de Crémone) que la diminution des tissus pathologiques, traités par la galvanocaustique chimique, n'est pas proportionnée à la destruction matérielle opérée, qu'elle est toujours plus grande et continue encore quelque temps après la chute des escarres.

« Il y a donc, dit M. Aimé Martin, en dehors de l'électrolyse, une force spéciale produite par les courants continus et modifiant profondément la nutrition des tissus morbides. C'est à cette force que j'eus recours. Les premiers essais que je tentai furent suivis de résultats tellement inespérés que je continuai avec ardeur à employer un mode si efficace de traitement. Pendant deux ans, j'ai eu à traiter 12 cas de fibro-myomes utérins dont 4 sous-péritonéaux, 5 interstitiels et 3 sous-muqueux. J'ai pu, en outre, appliquer ce traitement à un fibrome de la cuisse. Sur ces 13 cas, j'ai obtenu quatre guérisons complètes, absolues, quatre améliorations très notables, enfin j'ai échoué dans 5 cas. »

M. Martin insiste sur ce fait, qu'il n'a jamais voulu faire d'électrolyse, mais bien employer la force spéciale

---

1 1° A. Martin. Des fibro-myomes utérins et de leur traitement par l'action électro-atrophique des courants continus, in *Annales de gynécologie*, t. XI, 1879, n°⁵ 1, 2, 3, mois de janvier, mars, mai.

2° Ciniselli. De la résolution des tumeurs par l'action électro chimique des courants continus, in *Bulletin de la Société de chirurgie*, 1869, 2° série, t. X, p. 106.

dénutritive du courant, force à laquelle il a donné le nom
d'action électro-atrophique.

A côté de ces deux médecins français il faut aussi citer
un médecin américain Everret[1] qui eut recours à l'emploi
des courants continus dans le traitement des fibromes.
Toutefois l'application que le docteur Everret fit de l'électricité parait singulièrement bizarre. L'électrode négatif consistant en un disque de cuivre était placé
sur l'articulation sacro-lombaire. Se servant de sa
main comme d'électrode positif, le docteur américain
saisissait le fond de la matrice, la pressant en arrière et
en bas. Le courant était fourni par une double pile de
Smée.

Le docteur Everret donne neuf observations ; toujours
il s'agit de polypes fibreux. L'électrisation les fait diminuer de volume et alors le chirurgien les saisissant avec
une forte pince, les extirpe après les avoir tordus sur
leur pédicule.

Suivant Everret, les courants agissent à la façon de
l'ergotine en provoquant des contractions utérines. Du
reste, il employait concurremment l'électricité et l'ergotine.

Au Congrès d'Amsterdam (septembre 1879)[2],
M. Jacques de la Faille déclare qu'il n'a qu'une con-
fiance limitée dans l'action des courants électriques sur
la remarque que fit M. Lutaud, qu'il n'avait pas parlé de
ce mode de traitement dans son rapport.

M. Leblond, de son côté, déclare qu'entre ses mains les

1 Everret. *Americ. obstetrical Journal*, janvier, 1878. Analyse du docteur Gross dans *Gaz. obstétricale*, 1878, n 11.
2 *Congrès période. intern. des Sciences méd. d'Amst.*, 1879, Sect. de gynécologie et d'obstétrique. *Ann. gynécologie*, oct. 1879.

courants continus ont fait diminuer ou même quelquefois supprimer les hémorragies.

Enfin, dans une discussion à l'Académie de médecine [1],
M. Verneuil, qui avait suivi le traitement d'une malade
du docteur Chéron, vivement impressionné par les résultats, conclut en admettant au premier rang de la thérapeutique de ces affections les courants continus.

CHOIX ET DESCRIPTION D'UN APPAREIL

L'appareil employé par MM. Chéron et de la Roche
dans le traitement des tumeurs fibreuses de l'utérus et
qui a fourni les résultats consignés dans les observations
rapportées plus loin, se compose de trois parties. Nous
laissons de côté les électrodes sur lesquels nous revien-
drons à propos du mode d'application.

Cet appareil, construit par M. Gaiffe, comprend une
caisse contenant des piles fournissant l'électricité, un
rhéostat gradué et un métronome.

La batterie est composée de 10 à 60 couples au bioxyde
de manganèse. Son transport seul demande plus de soins
que la batterie au chlorure d'argent, attendu qu'elle contient du liquide ; en revanche, elle est plus économique.

Un collecteur double permet d'utiliser successivement
tous les couples pour répartir également l'usure. Le
même collecteur permet de changer graduellement la
direction du courant sans choc et sans déplacement des
excitateurs, la manette du collecteur qui se trouve sur le
chiffre le plus faible étant toujours négative par rapport

[1] *Ann. de gynécol.*, janv. 1880, p. 77.

à l'autre. Indépendamment existe un renverseur du courant agissant par le simple glissement d'un levier.

A l'appareil est annexé un galvanomètre permettant de s'assurer du passage régulier et de la direction du courant.

Le rhéostat gradué interposé entre la source d'électricité et le métronome est une véritable caisse de résistance formée par des bobines que l'on peut à volonté faire traverser ou non par le courant et qui atténue la puissance des couples et empêche la production d'une étincelle de rupture aux contacts du régulateur d'interruption, lorsqu'on fait fonctionner à la fois un certain nombre d'éléments. Ce rhéostat est gradué de 1 à 20.000, indiquant des unités de résistance de l'Association britannique. Quelques tours imprimés à un écrou permettent d'employer ces différentes résistances fournies par les bobines et inscrites en face de chaque écrou, dont le rôle est de supprimer ou de permettre le passage du courant à travers les bobines, suivant qu'il établit ou non un contact.

Le métronome, destiné à régler les interruptions de courant, est un métronome ordinaire, à la base antérieure duquel sont placés deux godets, contenant du mercure, et dans lesquels les extrémités inférieures du balancier viennent alternativement plonger. Des fils conducteurs mettent en communication ces godets avec deux bornes latérales et en même temps avec le pôle positif du circuit.

Le balancier, de son côté, communique avec une borne latérale ou postérieure placée à la base du métronome, borne reliée au pôle positif. Le fonctionnement de l'appareil est des plus simples ; en effet, chaque fois que le balancier, par suite de mouvement qui lui est imprimé, plonge dans le mercure, il y a contact et le courant peut passer, cessant, en revanche, lorsque ce contact n'a plus lieu.

On peut, par ce moyen et en réglant le balancier, avoir des interruptions de toute durée. Il est bon d'ajouter que la durée d'interruption est égale à celle de la reprise du courant.

M. Aimé Martin *(loc. cit.)*, envisageant à un point de vue particulier la regression des tumeurs fibreuses de l'utérus et la faisant dépendre d'une des formes de la force électro-motrice de la pile, celle à laquelle il donne le nom de force électro-atrophique, a été ainsi amené à rechercher le degré d'intensité de cette force dans les différentes piles et à se servir d'un autre appareil.

Ayant eu l'occasion de traiter un fibrome de la cuisse chez un malade très patient et qui ne recula devant aucune épreuve pour assurer sa guérison qui fut, du reste, complète, dit-il, M. Martin put faire une étude comparative de la force électro-motrice ou plutôt de la forme électro-atrophique de cette force.

D'après ses observations, l'action électro-atrophique est en raison inverse de l'intensité des courants, et ce fut ainsi à la pile de Daniell au sulfate de cuivre qu'il s'arrêta, comme lui donnant sous ce rapport les meilleurs résultats. Quoi qu'il en soit de cette force électro-atrophique, M. Martin fait voir par les treize observations déjà citées, qu'il a eu le plus grand succès dans son traitement des tumeurs fibreuses.

C'est ce qui nous engage à parler des appareils de la maison Chardin et Prayer, dont se servit M. Martin. Ces mêmes appareils, dirigés contre des fibromes, dans le service de M. Gallard à la Pitié n'ont produit cependant aucun résultat, d'après la thèse de M. Pégoud[1].

Nous en empruntons la description à M. Martin : « L'élément du modèle Chardin et Prayer est composé d'un cylindre en cuivre servant d'enveloppe à l'élément, en même temps que de pôle positif, et bouché à ses deux extrémités. Dans ce cylindre se trouve enfermé le zinc qui émerge du tube par une tige verticale. Entre le cuivre et le zinc est interposée une couche de grès pulvérisé, et mélangé à du soufre sublimé. Pour permettre l'action de la solution de sulfate de cuivre, l'enveloppe tubulaire de cuivre est percée de trous nombreux. » (*Loc. cit.*, p. 278.)

Grâce à ces précautions, lorsque les aiguilles métalliques tendent à se déposer sur le zinc, elles sont immédiatement réduites par le soufre sublimé et transformées en sulfure, poudre inerte qui se mélange au grès. C'est de cette façon qu'est obtenue la constance exceptionnelle de la pile qui peut fonctionner pendant plus d'une année sans être rechargée.

L'appareil contient vingt éléments au sulfate de cuivre renfermés dans une boîte mesurant 30 centimètres de longueur, 22 centimètres de largeur, et 18 de hauteur. Des bornes métalliques, disposées à la partie antérieure et auxquelles se fixent les fils conducteurs, permettent d'employer les courants produits par 2, 5, 10, 15, 20 éléments. »

De plus, on peut mettre en communication 2 ou plus de ces appareils et avoir ainsi à sa disposition un total

---

[1] Pégoud. *De la valeur des courants continus dans le traitement des tumeurs fibreuses de l'utérus*. Thèse de Paris, nᵒ 219, 1881.

de 40 ou 60 éléments. Il n'y a pour cela qu'à les superposer.

Il est bon d'avoir annexés à l'appareil un renverseur du courant permettant de changer instantanément la direction du courant par le simple glissement d'un levier, et, en outre, un galvanomètre permettant de s'assurer du passage régulier du courant.

Comme on le voit, la différence consiste dans le choix de la pile au sulfate de cuivre et dans la suppression du rhéostat nécessaire dans l'appareil de M. Gaiffe par le fait de sa plus grande puissance.

MODE D'APPLICATION

C'est ici qu'il convient de parler des électrodes : L'un destiné à être introduit dans la cavité même du col de l'utérus, si c'est possible, ou tout au moins se placer sur la muqueuse de ce col, doit par sa forme se prêter à cet usage.

C'est une sonde métallique entourée de gutta-percha, longue d'une vingtaine de centimètres, et terminée à son extrémité par une petite olive métallique, de préférence fabriquée en platine, pour parer à l'oxydation qui ronge bien vite les autres métaux. L'extrémité opposée doit pouvoir se relier à l'un des fils conducteurs de l'appareil.

L'autre électrode consiste dans une plaque métallique d'environ 5 centimètres de diamètre, plus ou moins, recouverte de peau, de linge mouillé, d'éponges, destinée à être placée sur la paroi abdominale, au point qui correspond à la tumeur utérine et pouvant aussi se relier facilement à l'un des fils de l'appareil.

Voici maintenant quelques explications sur le sens à donner au courant, sur la durée de la séance, sur le nombre d'éléments à employer.

Faut-il appliquer l'électrode négatif sur le col de l'utérus ou sur la paroi abdominale ? Il y a avantage à placer l'électrode négatif au contact de l'utérus. Les raisons en sont :

1° Que le pôle négatif est plus douloureux que le pôle positif, et que l'utérus est doué, par le fait, d'une sensibilité bien moins considérable que l'abdomen (de la Roche).

2° Qu'il résulte des recherches publiées par Dally dans le *Journal de Thérapeutique* de Gubler, en 1874, (p. 535) que le pôle négatif est le pôle atrophique.

Cette règle n'a, du reste, rien de bien général, car, d'un autre côté, la physiologie apprend que le pôle négatif fournit des escarres humides provoquées par l'afflux des liquides, tandis que le pôle positif fournit des escarres sèches et des effets inverses.

Le changement de direction du courant pendant une séance a le grave inconvénient de donner des secousses brusques et très douloureuses; mais il peut être utile, par le fait même de ces secousses déterminant dans la tumeur des modifications plus considérables.

Il est bon de signaler un fait dont nous devons la communication à M. le professeur Lortet, doyen de la Faculté de Médecine. M. Lortet ayant employé les intermittences rythmées du courant contenu dans un cas de fibrome hémorragique, vit s'arrêter assez rapidement l'hémorra-

gie. Il employait de 15 à 20 éléments. Mais ayant, pendant une séance, renversé le courant, il survint chez la
malade une péritonite localisée dont toutefois elle guérit
heureusement.

Ce fait doit mettre en garde les praticiens contre ces
inversions brusques du courant.

Le nombre des éléments employés peut varier dans
d'assez grandes limites. Tandis que M. Chéron en emploie
jusqu'à 70, M. de la Roche estime qu'un nombre de
15 à 20 est suffisant. M. Chéron modifie aussi la résistance
suivant les cas; M. de la Roche l'a constamment limitée
à 2.000 unités.

La durée de la séance peut aussi varier; elle doit
être de cinq à quinze minutes suivant la tolérance des
malades.

La durée d'interruption varie aussi; dans les trois
observations de M. de la Roche, le curseur du métronome était placé de façon à donner des intermittences
d'une seconde.

PHYSIOLOGIE DU TRAITEMENT

Il est peut-être opportun d'examiner les résultats
fournis par les intermittences rythmées, et d'essayer
l'explication de quelques-uns des phénomènes constatés
dans le traitement.

C'est, en effet, en se basant sur des données physiologiques que M. le docteur Chéron inaugura le traitement
des fibromes par des courants ainsi employés.

La physiologie enseigne que le courant continu augmente la circulation de la région sur laquelle on en fait l'application (Legros et Onimus). C'est probablement une des causes de l'insuccès complet signalé par M. Pégoud dans sa thèse déjà citée, où les courants continus, sans modification, ont été seuls employés. C'est ce qui arriva aussi dans les quatre premières observations du docteur Chéron qui, employant les courants continus, n'eut aucune amélioration.

Les courants induits auxquels on peut assimiler (sauf la durée d'interruption) les courants rythmés, provoquent plutôt une action dénutritive en s'opposant à l'afflux des liquides. Ils font diminuer de volume les vaisseaux sanguins et lymphatiques ; leur application journalière empêche la congestion de se produire, et anémie, pour ainsi dire, la partie sur laquelle on les applique.

Au point de vue particulier des fibromes, M. Chéron *(loc. cit.)* a pu faire contracter sur la table d'amphithéâtre, à l'aide de courants interrompus, quelques-unes de ces tumeurs récemment extirpées, alors que des courants induits ne semblaient rien produire, ou même paraissaient favoriser la perte de leur propriété contractile. Quoi qu'il en soit, l'application des courants à intermittences rythmées provoque nécessairement des contractions constatées même facilement par la main. Les contractions de l'utérus, des muscles de l'abdomen, de la tumeur elle-même, puisqu'on la sent augmenter de consistance, qu'elle devient plus dure au palper, agissant de tous côtés, provoquent l'expulsion de liquides divers, ainsi que cela a été noté dans les observations.

Ces contractions répétées agissent à la longue sur les vaisseaux sanguins et lymphatiques, assez nombreux comme on l'a vu précédemment, les vident en partie, les empêchent de se remplir à nouveau, éloignant la congestion qui alimente, à un moment donné, ces hémorragies si graves, presque fatales dans les cas de fibromes.

L'anémie, qui en résulte pour la tumeur, met obstacle à sa nutrition, ou tout au moins à son plus grand développement.

La congestion, en disparaissant, délivre bon nombre d'organes comprimés qui ne provoquent plus alors ces douleurs violentes accusées par les malades.

Au bénéfice des contractions produites par les courants il faut encore signaler la tendance des fibromes à se pédiculiser, tendance mise à profit par M. le docteur Chéron dans une des observations rapportées. Il put ainsi, par une opération, débarrasser la malade de sa tumeur.

Mais ici nous nous arrêtons, ce serait double emploi de parler des bons effets produits par les courants à intermittences rythmées, puisque ces effets sont détaillés tout au long dans les observations qui vont suivre.

RÉSULTATS THÉRAPEUTIQUES

Pour mettre en évidence les résultats avantageux obtenus par les courants continus à intermittences rythmées, dans le traitement des fibromes utérins, nous devons publier ici quelques observations.

Les trois premières nous ont été communiquées par M. le docteur de la Roche qui les a recueillies dans sa clientèle.

Les observations de IV à X viennent de M. le docteur Chéron, médecin de Saint-Lazare. Que ce savant médecin nous permette de lui témoigner ici toute notre reconnaissance pour l'obligeance qu'il a mise à nous les faire parvenir.

Observation I

Mme X.., cinquante et un ans. — *Fibrome utérin du volume d'une grosse orange.* — M X... a eu une perte il y a un an. A cette époque,un médecin fut consulté et lui donna des soins croyant à une fausse couche ; trois mois après, nouvelle perte et même diagnostic.

14 *mai* 1882. — Je fus appelé chez elle à trois heures du matin et me trouvai en présence d'une métrorragie abondante. Au palper abdominal, je constatais une tumeur uniforme, résistante, remon-

tant à un travers de doigt au-dessus du pubis, à gauche. Au toucher vaginal, je sentais la tumeur dans le cul-de-sac postérieur et un peu à gauche. Cette tumeur faisait corps avec l'utérus. En imprimant à cet organe un mouvement de bas en haut, on pouvait le percevoir avec l'autre main placée sur l'abdomen.

La malade a eu souvent des pertes blanches, souffre beaucoup dans les reins, dans le bas-ventre, surtout après une course dans laquelle la fatigue survient vite. Les règles étaient irrégulières, très abondantes, toujours avancées.

19 *mai*. — M. le docteur Delore examina la malade et confirma le diagnostic de fibrome utérin.

Il fut décidé d'appliquer les intermittences rythmées du courant continu.

22 *mai*. — Première séance. 12 éléments ; durée, 7 minutes. La malade accuse sur la paroi abdominale une sensation de brûlure. Pendant l'application de l'excitateur, on peut parfaitement percevoir des contractions.

Pendant la séance, des flocons de pertes blanches teintées de rouge sont expulsés.

En sortant l'électrode du col utérin, évacuation d'une très-grande quantité de glaires rougeâtres.

27 *mai*. — A deux reprises, la malade a ressenti de fortes douleurs dans les reins. 12 éléments, 10 minutes.

30 *mai*. — La malade va mieux, les douleurs de rein sont moins fortes ; les pertes blanches ont disparu depuis le 27. Application de 12 éléments pendant 15 minutes. Des pertes rougeâtres très abondantes apparaissent. Sensation de brûlure assez prononcée.

15 *juin*. — La malade a eu ses règles qui ont duré quatre jours en assez grande abondance. Les douleurs de rein habituelles aux époques ont été moins fortes. Avec la cessation des règles coïncida la disparition de toute douleur. La malade est très constipée, par suite probable de la compression du rectum par la tumeur. 12 éléments, 15 minutes.

20 *juin*. — La malade n'a pas trop souffert. Elle a eu hier et avant-hier des pertes blanches. Quoiqu'elle n'ait pas beaucoup marché, le ventre lui parait plus lourd, plus douloureux ; elle ne

peut se coucher sur le côté gauche comme elle le faisait auparavant sans douleur.

24 *juin*. — Dans la soirée qui a suivi la précédente séance, la malade a eu une perte rosée très abondante ; elle a ressenti de vives douleurs, calmées par un bain pris le 21 ; la marche est presque impossible.

30 *juin*. — Forte migraine pendant deux jours. Ces migraines préviennent toujours la malade de l'arrivée de ses règles. 22 éléments, 12 minutes. Très peu de pertes blanches et pas de douleurs abdominales.

10 *juillet*. — Les règles sont venues le 30 juin, aussitôt après la séance, ont duré trois jours, sans douleur pendant les deux premiers. Le troisième jour, la malade souffre assez pour être obligée de garder le lit. Les règles ont été abondantes, mais moins fortes qu'elles n'étaient avant le début du traitement. Elles se sont produites d'une façon intermittente. Depuis leur cessation, les douleurs de rein sont moins vives. La malade se trouve bien du traitement, mais ne peut plus faire que deux séances (22 éléments ; durée, 12 minutes) les 12 et 15 juillet. À cette époque, elle quitte Lyon pour revenir le 7 octobre 1882.

La malade, depuis le 15 juillet, n'a pas eu de perte. Les règles ont été normales à chaque époque, les douleurs à peu près nulles, la marche, les fatigues mieux supportées. Les forces sont revenues, l'état général est grandement amélioré.

10 *octobre*. — Nouvelle séance d'électricité. Sensation de douleur très vive à l'application du pôle négatif sur la partie postérieure de la lèvre du col, siège de la tumeur.

16 *octobre*. — La dernière séance a provoqué de violentes douleurs qui ont duré trois jours, mais qui ont disparu aujourd'hui. Toujours 22 éléments, 12 minutes.

19 *octobre*. — La malade, qui attendait ses règles le 17 ne les a pas encore vues : elle n'a pas eu sa migraine habituelle.

24 *octobre*. — La malade n'a toujours pas ses règles ; elle se sent plus forte, supporte mieux la fatigue, n'éprouve pas les douleurs de rein.

31 *octobre* — Pas de règles, pas de migraine, les forces reviennent

3 novembre. — En plaçant le spéculum, j'ai cru voir une légère perte rouge me faisant soupçonner le retour des règles ; ni migraine ni souffrance.

6 novembre. — Migraine depuis trois jours, assez forte, accompagnée de maux de cœur. La migraine n'était pas revenue depuis le 15 septembre 1882 ; rien de particulier, pas de règles.

6 décembre. — Mme X... a eu depuis quinze jours quelques légères pertes rouges qui apparaissent tous les jours sans être continues. Elle peut sortir et marche sans souffrances. Mme X..., qui a changé d'appartement et a dû éprouver une plus grande fatigue, n'a pas été affaiblie par ces pertes journalières ainsi probablement expliquées. L'état général est bon.

19 décembre. — Encore quelques pertes légères.

21 décembre. — Le 20, légère perte rosée à la suite d'une longue course. Pas de migraine ni de maux de rein. La malade demande à cesser le traitement. A chaque date a été faite une séance de douze minutes, 22 éléments, quoiqu'elle ne soit pas indiquée chaque fois.

9 janvier 1883. — La malade déclare que ses règles, redevenues normales, ont duré quatre jours ; elle éprouve moins de maux de rein.

5 février. — Les règles sont revenues ; dans l'intervalle, quelques pertes légères. Au palper abdominal, on ne retrouve plus la tumeur au-dessus du pubis, mais par le toucher vaginal on la sent toujours dans le cul-de-sac postérieur. Elle paraît avoir diminué de volume, être devenue plus dure. L'état général est sensiblement amélioré, la malade se trouvant délivrée de ses abondantes métrorragies. La résistance accusée par le rhéostat a été constamment de 2.000.

Observation II

Mme X .., cinquante-quatre ans. — *Fibrome du volume d'une tête d'adulte faisant corps avec l'utérus.* — Malade depuis douze ans. Depuis cette époque, métrorragies fréquentes. Règles très irrégu-

lières. Douleurs très vives dans la marche et au moment des époques.
En 1881, M. le docteur Delore prescrivit à la malade des injections
interstitielles d'ergotine. Ces injections furent faites pendant deux
mois, tous les deux jours. Les pertes, sous l'influence du traitement, diminuèrent un peu, mais l'ergotine produisit une telle exci-
tation nerveuse qu'il fallut cesser les injections. Du mois de mai
au mois de juin 1882, je fis à la malade une vingtaine de séances;
pendant ce temps-là, il ne survint pas de métrorragie. La malade
alors quitta Lyon. Du mois de juin au mois de janvier 1883, la
malade n'a eu qu'une forte métrorragie après avoir fait vingt-
cinq kilomètres en voiture. Le reste du temps, des promenades
n'ont occasionné ni douleurs ni pertes.

L'état général est grandement amélioré, les forces sont revenues.

Nous n'avons pas remarqué de changement ni dans le volume
ni dans la dureté du fibrome. La malade a cessé tout traitement
en attendant, s'il y a lieu, de recommencer à l'apparition de nou-
velles pertes.

Les éléments employés au nombre de 15 à 20; durée d'application, dix à quinze minutes; résistance, 2.000.

Observation III

Mme X..., trente-sept ans, mariée depuis quinze ans, malade
depuis deux ans. Pas d'enfants. Les règles ont été douloureuses dès
leur apparition. Début de la maladie par pertes blanches et métrite.
Thermocautérisation du col en 1880. Amélioration de la métrite
qui récidive promptement. Pertes blanches, fatigue dans la marche, douleurs très vives dans le bas-ventre.

En 1881, légère tumeur implantée sur la lèvre postérieure du
col utérin. Diagnostic par M. le docteur Delore, fibrome. A partir
du 11 mai 1882, la malade est soumise aux intermittences rythmées du courant continu. Application de 8 éléments pendant
cinq minutes. Sensation de brûlure sur la paroi abdominale. Contraction perceptible sur l'abdomen. Application de l'électrode négatif dans le col cervical, de l'électrode positif sur la paroi abdominale.

13 *mai*. — 8 éléments, cinq minutes. Après la première séance, la malade a accusé un peu de douleur. Les pertes blanches ont augmenté.

15 *mai*. — 8 éléments, dix minutes.

19 *mai*. — 10 éléments, dix minutes. Pertes blanches de plus en plus considérables.

20 *mai*. — 12 éléments, dix minutes. La malade a pu marcher plus facilement et souffre moins.

22 *mai*. — 12 éléments, dix minutes. La malade a été très énervée ; une course l'a vite fatiguée. Les pertes blanches sont teintées en jaune. Pendant la séance, expulsion d'un flocon glaireux jaunâtre. La sensation douloureuse est plus accusée à gauche qu'à droite.

23 *mai*. — Pendant la séance, pertes glaireuses jaunâtres en grande abondance.

24 *mai*. — 10 éléments.

Les secousses paraissent plus fortes.

25 *mai*. — La malade supporte mieux la fatigue ; les douleurs disparaissent plus vite. Pertes blanches de même nature. Col moins rouge.

18 éléments sont bien supportés pendant 12 minutes.

26 *mai*. — 18 éléments. Sensation de lassitude générale, douleurs dans les reins. Les pertes blanches diminuent. Le col utérin paraît moins rouge qu'au début du traitement.

27 *mai*. — La malade se sent mieux. La fatigue disparaît plus vite. Douleurs moins accentuées. 20 éléments, 15 minutes.

28 *mai*. — Pertes blanches moins abondantes, moins jaunes. Peu de douleur dans les reins. 20 éléments, 15 minutes.

29 *mai*. — Pertes glaireuses pendant la séance.

30-31 *mai*. — 20 éléments, 15 minutes.

5 *juin*. — Apparition des règles. Peu douloureuses.

M. le docteur Delore examine la malade et constate que l'utérus s'est retracté. Il y aurait une amélioration. La malade a moins souffert après les règles.

20 éléments, 15 minutes. Quelques pertes blanches pendant la séance.

8 *juin* — La malade continue à se sentir mieux, se fatigue moins vite, mais ne peut supporter que 6 éléments.

9 *juin*. —Légères douleurs après la séance d'hier. Apparition de quelques pertes, moins abondantes que les premiers jours. 8 éléments. La malade se trouve mieux, marche plus facilement ; mais, depuis deux ou trois jours, elle ressent après la séance quelques maux de cœur, ce qu'elle n'avait jamais éprouvé auparavant. Ce malaise a duré hier l'après midi et une partie de la nuit.

11 *juin*. — Assez longue course sans fatigue. 12 éléments, rien de particulier.

12 *juin*. — La malade dit aller de mieux en mieux. Le col parait un peu entr'ouvert. 12 éléments.

13 *juin*. — La malade se trouve décidément mieux et peut marcher assez longtemps sans fatigue.

14 *juin*. — Ne supporte aujourd'hui que 8 éléments; les secousses sont très fortes.

A cette époque, la malade demande à cesser le traitement, promettant de revenir.

Je revois la malade le 16 septembre 1882. Durant cette absence, les règles sont revenues normalement. Les deux premières fois, elle a moins souffert qu'auparavant. Le troisième mois, les douleurs sont revenues et la moindre course la fatiguait.

A partir du 16 septembre, séance tout les deux jours.

La tumeur n'a pas augmenté de volume.

Les pertes sont régulières, mais toujours un peu douloureuses.

La malade satisfaite de l'amélioration de son état demande à interrompre le traitement. La résistance a été constamment de 2.000 unités.

MM. les docteurs Delore et de la Roche, n'ayant jusqu'à présent traité qu'un nombre relativement peu considérable de tumeurs fibreuses par les courants continus à intermittences rythmées, ne peuvent encore formuler d'appréciation bien catégorique au sujet des résultats obtenus. Auparavant ce traitement doit subir la double épreuve du temps et de l'expérience.

Toutefois, dans les cas de fibromes hémorragiques, ils n'hésitent plus à employer les courants continus rythmés, les considérant comme le moyen thérapeutique le plus puissant, jusqu'alors, pour arrêter rapidement et avec presque certitude les hémorragies. Un certain nombre de malades actuellement en traitement serviront à établir des données plus positives.

Observation IV

6 janvier 1879.

Mme X, vingt-neuf ans. N'a jamais eu d'enfants.

L'année dernière, métrorragie vraisemblablement rattachée par le médecin à une fausse couche de trois mois.

Pendant les trois mois, la malade n'a pas cessé de perdre du sang.

Depuis deux ans, règles irrégulières, toujours en avance.

Auparavant les règles étaient régulières, quoique extraordinairement abondantes.

Jamais beaucoup de pertes blanches, si ce n'est depuis quelques mois.

La malade marchait habituellement très bien; mais depuis dix-huit mois époque où elle a commencé à avoir des pertes, la marche est devenue difficile.

Elle se rappelle avoir eu, il y a dix ans, quelques pertes en dehors des époques.

La perte que la malade a eue, il y a dix-huit mois, a duré dix-huit jours. Cette perte coïncidait avec l'époque des règles. [Depuis deux mois, deux pertes extrêmement abondantes ont eu lieu, la première de douze jours et la seconde de quinze jours, à un intervalle de vingt-cinq jours. Caillots abondants.

Phénomènes dyspeptiques anciens.

Constipation habituelle.

Toux fréquente.

Maux de tête a l'époque des pertes.

Sujette au douleurs rhumatismales.

L'auscultation du cœur fait entendre le bruit de souffle caractéristique de l'anémie; la malade souffre de la tête. Céphalalgie des anémiques.

A l'examen, col très haut, masse ronde, dure, dans le cul-de-sac antérieur du vagin. Col large, ramolli et entr'ouvert comme celui d'une femme enceinte de plusieurs mois.

Col renversé en champignon. Son élévation sous la paroi abdominale a dilaté la région hypogastrique sous laquelle on sent une masse dure transmettant par des pressions le mouvement au col de l'utérus.

La sonde utérine pénètre en décrivant des sinuosités à 10 centimètres. Cet examen permet d'affirmer qu'il existe un fibroïde intrapariétal qui tend à se diriger vers la cavité utérine.

8 *janvier*. — Confirmation du diagnostic et première application du courant continu avec intermittences rythmées, 48 éléments; résistance, 1.200. Excitateur positif dans le canal cervical, négatif sur la paroi abdominale.

Applications électriques régulièrement trois fois par semaine.

28 *février*. — Le traitement a fait disparaître les pertes ; la malade se trouve en très bon état. Elle marche mieux, est moins essoufflée en montant l'escalier de la salle, le mal de tête est moins tenace.

Le traitement est continué de la même manière jusqu'au 16 juin et chaque mois la malade accuse une nouvelle amélioration.

Le règles, revenues au moins de mars, ont duré six jours sans amener d'affaiblissement notable et ont reparu depuis lors dans les mêmes conditions.

Au 12 avril, l'examen pratiqué à la clinique en présence des médecins et des élèves qui ont suivi la malade, démontre la diminution de la tumeur qui s'élève moins haut au-dessus du pubis et présente une moins grande largeur. D'autre part, l'utérus est moins fortement abaissé et moins lourd. Il semble s'être élargi, ce qui indique que la tumeur s'est engagée davantage dans la cavité.

Au 16 juin, un nouvel examen nous montre une diminution encore très notable de l'ensemble de l'utérus et de la tumeur. La malade va à merveille.

Elle ne souffre plus ni de la région lombo-sacrée, ni du ventre, ni des maux de tête. Elle marche sans gêne et sans fatigue demandant à cesser le traitement pour reprendre ses occupations.

A ce moment-là seulement, prescription d'arséniate de fer et de quinquina. Aucun traitement n'a été fait pendaut toute la durée des applications des intermittences rythmées.

Observation V

23 avril 1880.

Mme X, quarante-six ans. Réglée à dix ans et demi. Époques toujours très régulières et normales. Pas sujette aux pertes blanches.

N'a jamais eu ni enfants ni fausses couches.

Bon appétit, bonne digestion.

Quelque tendances à la constipation, facilement combattue par des lavements.

Douleurs dans les reins et dans le ventre.

La marche fatigue assez vite la malade pour qui la station debout est très pénible.

Jamais d'hémorragies utérines.

Il y a environ quatre mois, pour la première fois, la malade a eu deux fois ses règles dans le mois.

Il y a un mois, reproduction du même phénomène.

Les dernières règles ont été normales.

Quelques douleurs rhumatismales; quelques hémorroïdes non fluentes.

A l'examen, au palper abdominal, on sent deux énormes tumeurs rondes et dures qui occupent la presque totalité de l'abdomen. Celle de droite beaucoup plus volumineuse remonte à deux travers de doigt environ au-dessous des fausses côtes; ces tumeurs sont mobiles et d'autre part la mobilité très grande de l'utérus indique qu'elles ne tiennent à cet organe que par un mince pédicule. Le col est en arrière et frotte sur le plancher vaginal ; commencement d'ulcération à l'orifice du canal cervical.

23 *avril*. — La malade est aussitôt soumise aux intermittences rythmées du courant continu.

70 éléments; résistance, 1.500. Pôle négatif dans le canal cervical. Large électrode humide sur l'abdomen. Les applications sont faites trois fois par semaine.

26 *mai*. — A l'examen, la malade présente des tumeurs s'élevant moins haut dans l'abdomen et excessivement mobiles.

La névralgie lombo-abdominale a disparu ; la malade peut plus facilement se tenir debout et marcher.

Le traitement est continué régulièrement de la même manière jusqu'au 30 septembre, époque à laquelle la malade déclare qu'elle va tout à fait bien.

L'examen démontre alors que les tumeurs sont devenues plus petites, plus mobiles et plus dures ; en les pressant, on ne détermine aucune douleur. Le col est plus élevé; il ne frotte plus sur le plancher vaginal; la malade peut se coucher sur le côté, sans douleur, ce qui lui était impossible avant le traitement. Elle ne ressent plus ni malaise ni douleur dans la région lombaire ou dans le ventre ; la marche est devenue facile ; la malade se trouve en si bon état qu'elle ne compte plus revenir à la clinique demander des soins.

Observation VI

2 mai 1880.

Mme X, quarante ans. Réglée à dix-sept ans, toujours très régulièrement.

Pertes abondantes de cinq à six jours de durée.

Peu sujette aux pertes blanches.

N'a jamais eu d'enfants.

Vives douleurs dans la région lombaire, fréquemment quelques douleurs dans le ventre.

Sensation de pesanteur dans le bas-ventre.

La fatigue vient vite en marchant.

Depuis le mois de janvier, il y a de l'irrégularité dans les règles. Du 31 décembre au 25 janvier, la malade a constamment perdu du sang en assez grande abondance ; puis,à la suite, elle est restée un mois sans en perdre. Alors la régularité s'est à peu près rétablie. Les règles sont devenues moins abondantes qu'au mois de janvier ; elles durent cependant une douzaine de jours chaque fois

Appétit capricieux.

Digestions lentes.

Tympanisme stomacal. Rougeurs au visage après les repas avec envie de dormir.

Constipation fréquente.

Très souvent maux de tête. Tempérament nerveux, impressionnable ; enfant, la malade a eu quelques crises nerveuses.

A l'âge de neuf ans, à la suite d'émotions vives causées par la mort de son père, la malade a perdu complètement la vue pendant trois semaines

Névralgie sciatique gauche, hémorroïdes datant de douze ans, fréquentes crises d'asthme.

Au palper abdominal, on sent un véritable chapelet formé par des tumeurs fibreuses au nombre de six au moins.

Le col est congestionné ; il a l'aspect œdématié d'un col qui subit une gêne de la circulation ; dans le cul-de-sac postérieur déformé, on sent une tumeur ; de même dans le cul-de-sac antérieur.

On peut apprécier que deux de ces tumeurs adhèrent intimement à la matrice ; les autres sont sous-péritonéales et sans union bien intime avec l'utérus.

La malade est aussitôt soumise aux intermittences rythmées du courant continu.

72 éléments ; résistance, 2.300.

Les applications sont régulièrement faites trois fois par semaine.

5 *août.* — La malade est examinée ; les tumeurs son devenues mobiles les unes sur les autres ; l'allègement est considérable ; le ventre est moins gros ; les fonctions digestives se font mieux : la malade accuse la disparition des douleurs de tête.

Les règles sont régulières et beaucoup moins abondantes, leur durée a diminué de cinq jours, ce qui les porte à sept jours seulement.

La malade se sent très soulagée ; toutes les fonctions s'exécutent beaucoup mieux. La névralgie lombaire est moins intense.

La malade demande à continuer le traitement, ce qui lui est accordé, jusqu'à la fin du mois de décembre.

A ce moment, une nouvel examen permet de constater une nouvelle amélioration. En effet, les tumeurs sont de plus en plus mobiles, à ce point que la malade dit éprouver une sensation de roulement de boules les unes sur les autres lorsqu'elle change de position dans le lit. Leur volume est moindre.

Les règles sont régulières, et c'est à peine si la malade perd du sang pendant vingt-quatre heures.

Elle est très satisfaite de sa santé générale, affirmant qu'elle ne s'est pas si bien portée depuis vingt ans.

Aucun traitement n'a été employé en dehors des intermittences rythmées du courant continu.

Observation VII

4 juin 1880.

Mme X..., trente-cinq ans. — Réglée à douze ans. Pertes modérées au début.

Peu sujette aux pertes blanches.

N'a jamais eu ni enfants ni fausses couches.

Il y a douze ans, la malade a eu des retards et des arrêts dans la menstruation, qui ont fait croire à une grossesse. Le ventre grossissait progressivement ; mais au bout de neuf à dix mois, il diminua et les règles redevinrent régulières. A ce moment, un médecin crut à une grossesse extra-utérine. Trois ans après, c'est-à-dire il y a neuf ans, la malade a commencé à avoir des pertes très abondantes durant de treize à quatorze jours à l'époque de ses règles.

Ces pertes ont fini par continuer dans les intervalles de sorte que la malade était toujours dans le sang. Il y a deux ans et demi, ces pertes intercalaires se sont arrêtées et la malade perd seulement à l'époque de ses règles pendant douze à quinze jours.

Elle souffre beaucoup au début et pendant les quatre premiers jours.

Bon appétit, bonnes digestions. Constipation. Sommeil excellent. Pas de maux de tête.

Douleurs en ceinture, dans le bas ventre. Le ventre semble lourd.

Marche et station debout assez faciles depuis quelque temps ; fréquentes envies d'uriner. Hémorroïdes. Tempérament très nerveux et très impressionnable. Col long. Utérus immobile. Culs-de-sacs libres. Une tumeur fibreuse remonte jusqu'au-dessus de l'ombilic. Elle est ronde et dure, située sur la ligne médiane. Son volume et sa forme sont tels qu'elle s'appuie sur les iliaques et laisse la marche assez facile.

A la fin du mois d'octobre, la malade, qui a été trois fois par semaine soumise à l'application des intermittences rythmées du courant continu (68 éléments ; résistance, 2.200) est interrogée et examinée.

Les règles ont été extrêmement abondantes en juillet et ont duré dix-huit jours. Le mois suivant, elles ont duré dix jours. En septembre et en octobre. leur durée s'est limitée à cinq jours sans aucun malaise. Il y a maintenant trois mois que la malade ne souffre plus au moment de ses règles.

La névralgie lombo-abdominale s'est grandement atténuée ; les besoins fréquents d'uriner ont disparu. Une remarque inté-ressante, c'est que le teint jaune paille de la malade a disparu et a fait place au meilleur aspect de santé.

La tumeur s'est abaissée au-dessous de l'ombilic. Le traitement est alors interrompu et la malade quitte l'hôpital sous la recommandation expresse de revenir au moindre accident ou même au plus petit malaise.

8 *mai* 1882. — La malade revient. Elle a eu le mois dernier une métrorragie de dix jours. Le traitement est repris et est continué pendant deux mois. Les règles reviennent à la durée nor · male de cinq jours. Le traitement est à nouveau interrompu. Avec

ce retour d'hémorragie était réapparue la névralgie lombo-abdominale, mais non les besoins d'uriner.

La névralgie a cédé dès les premières applications.

Observation VIII
24 mars 1880.

Mme X..., trente-cinq ans. — Réglée à dix-sept ans, toujours très régulièrement et en petite quantité. Pas sujette aux pertes blanches.

N'a jamais eu ni enfants ni fausses couches.

Il y a dix-huit mois, la malade a commencé à souffrir dans le côté droit de l'abdomen avec irradiation de la douleur jusque dans l'épaule droite.

Le développement du ventre s'est fait insensiblement et s'est accentué surtout depuis une chute que fit la malade, il y a deux ans.

Aujourd'hui, elle a, dit-elle, une énorme tumeur qui occupe tout l'abdomen et remonte jusque sous les côtes ; depuis quatre mois, elle a des vomissements de bile le matin au réveil.

La nuit, elle a des renvois amers.

Peu d'appétit, digestions difficiles.

La respiration est gênée, la marche pénible.

Pas de contispation.

Envies fréquentes d'uriner. Manifestations herpétiques. Au palper, on sent une masse globuleuse lisse et dure, inclinée à droite, s'élevant jusqu'à l'appendice xyphoïde, s'enfonçant sous les fausses côtes et refoulant le foie et l'estomac. Le toucher vaginal fait reconnaitre un col mince et long placé très haut et en partie caché par le pubis. Le cul-de-sac postérieur est occupé par une masse ronde, dure et point mobile.

Le spéculum ne peut donner aucun renseignement. D'après la forme, la consistance, la situation de la tumeur et ses relations avec l'utérus, il est permis de conclure que l'on a affaire à un un fibro-myome de la paroi postérieure de la matrice.

Le traitement par les intermittences rythmées du courant continu est commencé le 24 mars et poursuivi tous les deux jours.

Dès la fin du mois d'avril, la malade accuse une notable amélioration. La douleur du flanc droit avec irradiation dans l'épaule a
disparu. Depuis huit jours, il n'y a plus de vomissements bilieux.
La respiration est beaucoup moins gênée. La marche est toujours
pénible ; les besoins fréquents d'uriner persistent.

La partie supérieure de la tumeur est accessible au palper,
c'est-à-dire qu'elle a diminué de volume ou qu'elle s'est abaissée.

Les applications d'intermittences rythmées sont continuées
jusqu'au 16 juin régulièrement.

A cette époque, l'amélioration a fait de nouveaux progrès. Les
vomissements bilieux, pas plus que la douleur, n'ont reparu. La
malade marche très facilement sans oppression. Les besoins d'uriner sont moins fréquents. Il survient un peu de malaise au moment
des règles, mais il n'y a pas de ménorragie. Quant au volume
de la tumeur, il est moindre. Le fond est à deux travers de doigt
au-dessus de l'ombilic. La largeur est diminuée et la tumeur présente une grande mobilité.

Le toucher combiné avec le palper permet de s'en assurer.

La malade demande à continuer le traitement. Les résultats en
sont suivis par les médecins et les élèves qui assistent à la clinique.

Observation IX

4 août 1880.

Mme X..., couturière, trente-sept ans. — Réglée à treize ans,
très régulièrement, assez abondamment pendant huit jours environ.

N'a jamais eu ni enfants ni fausses couches.

Il y a seize ans, la malade a commencé à souffrir de douleurs
dans le ventre, de douleurs violentes dans la région lombaire avec
irradiations sur le devant des cuisses.

Soignée à cette époque par les cautérisations au fer rouge, la
malade fut très soulagée et se considéra longtemps comme guérie.

Depuis dix mois, les souffrances ont reparu aussi vives qu'au-
refois ; douleurs lombaires, douleurs de ventre. Sensation de
pesanteur dans le bas-ventre, envies assez fréquentes d'uriner.
Urines peu abondantes et douloureuses au passage.

Pertes blanches purulentes et sanguinolentes depuis dix mois. Ménorragies avec caillots.

Perte d'appétit. Digestions longues et difficiles.

Chaleurs et rougeurs au visage, lourdeur excessive après les repas.

Selles abondantes, contenant un peu de sang. Maux de tête très fréquents.

Nerveuse et impressionnable, très herpétique.

A l'examen, col très petit, le cul-de-sac latéral gauche est obstrué par une masse ronde et dure qui fait corps avec l'utérus.

Coloration violacée du col œdémateux.

Impossible de soulever l'utérus large et gros, occupant tout le petit bassin.

L'examen à la sonde utérine permet d'affirmer la présence d'un fibrome dans la cavité utérine.

En effet, l'isthme largement ouvert, laisse pénétrer la sonde en argent souple à une profondeur de 9 cent. 1/2. Il faut pour arriver à cette profondeur donner à la sonde une double courbure; la première à concavité inférieure et un peu latérale à gauche, ce qui indique que le fibrome est développé dans la paroi postérieure de l'utérus et un peu à droite. C'est à la présence de ce fibrome qui s'avance dans la cavité utérine que doivent être attribuées les pertes sanguino-purulentes qui existent depuis dix mois.

Le palper abdominal retrouve dans la région hypogastrique une masse ronde et dure, sensible au toucher, s'élevant à cinq travers de doigts au-dessus du pubis.

Le traitement est commencé séance tenante et dans le but de favoriser la pédiculisation du fibrome intra-cavitaire. Un excitateur conique est introduit dans le canal cervical, et mis en rapport avec le pôle négatif de la pile. L'excitateur positif sous la forme d'un large tampon à éponges est appliqué sur le côté gauche du globe utérin, sur la paroi abdominale.

Le courant est fourni par 52 éléments et la résistance par 1.000 unités.

A la première application, vu les conditions qui se présentent d'un utérus dilaté par la présence d'un fibrome, nous observons avec soin, entouré d'un certain nombre d'élèves, si l'utérus se contracte sous l'influence du passage du courant.

A peine le manipulateur arrive-t-il progressivement à 30 éléments que l'excitateur conique est repoussé du col pour laisser place à un véritable jet de muco-pus.

Nous laissons reposer l'utérus pendant deux minutes et la même expérience est répétée. Il n'y a pas de jet de liquide, mais l'excitateur est repoussé comme précédemment.

Les applications sont continuées tous les deux jours, jusqu'au retour des règles; à ce moment, la malade perd du sang en abondance pendant huit jours et demande notre assistance.

Cette ménorragie est due à la dilatation du col. En effet, une main déprimant l'utérus par la pression sur l'hypogastre, l'index de l'autre main pénètre dans un canal largement ouvert et atteint le fibrome intra-cavitaire qui tend à dilater par la pression l'orifice interne.

Après les règles, le col s'est refermé en partie. Cependant on peut encore introduire l'excitateur conique jusqu'au contact de la tumeur fibreuse. Les applications sont continuées de la même manière tous les deux jours.

L'accident qui s'est produit en septembre au moment des règles ne s'est pas reproduit aux époques suivantes. Un examen est fait avec une grande attention et la malade est interrogée le 21 décembre, c'est-à-dire après cinq mois de traitement régulier.

La névralgie lombo-abdominale s'est apaisée. Les besoins fréquents et douloureux d'uriner ont disparu. Les règles depuis le mois de septembre sont venues régulièrement et ont duré six jours chaque fois. Les fonctions digestives sont devenues meilleures et les selles moins abondantes ne contiennent plus de sang.

La tumeur hypogastrique est moins large et s'est abaissée; la sensation est moins vive au palper.

Au toucher vaginal, on trouve un col très court et dilaté de la largeur d'une pièce de deux francs, par le fibrome que l'on voit à l'examen au spéculum sous la forme d'un disque annulaire d'un rouge vif.

A la sonde utérine, on trouve vite le corps fibreux, mais la par-

tie adhérente est si large que l'opération nous semble peu oppor‑
tune.

La malade, se trouvant très bien, demande à interrompre le
traitement et promet de revenir au premier accident. Elle revient
à la clinique le 15 mai 1881, après avoir éprouvé au moment des
règles de violentes douleurs suivies de pertes de sang très abon‑
dantes, avec de gros caillots.

La dilatation a fait quelques progrès.

Nous reprenons les applications galvaniques (intermittences
rythmées du courant continu) en introduisant l'excitateur positif
entre la paroi du col et le fibroïde.

Au retour des règles, en juin, la malade est prise de douleurs
expulsives violentes, la ménorragie est abondante. Huit jours
après les règles, nous tentons de passer une forte ficelle (mèche
de fouet) à la base de la tumeur à l'aide de l'instrument à double
canule de Gooch modifié par Péan.

Après plusieurs tentatives, le lacs est enfin porté sur la base de
la tumeur et un serre-nœud est mis à la place de l'instrument de
Gooch. Nous faisons mettre de la glace sur le ventre deux fois par
jour; des irrigations d'eau phéniquée et chlorolée sont faites dans
le vagin et quelques tours sont imprimés au barillet du serre-nœud.

Au onzième jour, la ficelle a achevé la section et nous prati‑
quons l'extraction de la tumeur à l'aide d'une pince à faux germe
ld'une pince de Museux. Nous préférons inciser à gauche le col
aminci plutôt que de fractionner le fibrome.

Six jours après l'extraction du fibroïde, qui était du volume
d'une très grosse orange, nous reprenons les applications électri‑
ques qui ramènent assez promptement l'utérus en regression.

Au mois d'août, un examen fut pratiqué en présence des élèves
et il fut reconnu que l'utérus, très diminué de volume et rentré
complètement dans le petit bassin, portait, accolé à sa paroi gau‑
che, un fibro-myome gros comme une petite mandarine.

La malade se trouvant bien portante, n'ayant ni pertes de sang,
ni écoulement purulent, cessa le traitement.

Elle est revenue au mois de mars 1882 se présenter à notre
examen.

La situation ne s'est pas modifiée, la santé de la malade est excellente, elle doit revenir au moindre accident. Aujourd'hui, 20 janvier 1883, elle n'a pas été revue ; nous avons appris qu'elle est toujours en bonne santé.

Observation X

3 novembre 1880.

Mme X..., trente-huit ans. — *Envoyée à la Clinique par M. le docteur Wecker.*

Réglée à onze ou douze ans. Toujours très régulièrement, sujette aux pertes blanches.

Deux grossesses. Accouchements assez faciles.

Il y a un an, les règles se sont arrêtées pendant quatre mois à la suite d'une chute.

Au bout de quatre mois, elles sont revenues très abondantes ; les deux derniers mois, les règles ont été doublées.

Douleurs très vives dans la région lombaire, dans le ventre, avec irradiations sur la face antérieure des cuisses jusqu'aux genoux.

Sensation de pesanteur dans le ventre.

Fréquentes envie d'uriner.

Sujette à des syncopes depuis la chute.

Bon appétit. Digestions lentes.

Constipation opiniâtre.

Battements de cœur fréquents.

Sujettes aux douleurs rhumatismales.

Nombreuses manifestations herpétiques.

Tumeur fibreuse énorme qui dépasse l'ombilic à gauche et fait corps avec l'utérus.

C'est un fibro-myome intra-pariétal que la malade dit s'être développé depuis la chute qu'elle fit, il y a un an.

Avant cette époque, sa santé était excellente, ses règles très régulières et son ventre très plat ; depuis la chute, au contraire, la santé est troublée, les règles ont subi de grandes perturbations, et le ventre est devenu énorme.

Les applications des intermittences rythmées du courant continu sont commencées de deux en deux jours, comme c'est l'usage à notre Clinique.

Le pôle négatif armé d'un excitateur conique est mis en rapport avec le canal cervical, pendant qu'un tampon à éponge, fixé au pôle positif, est appliqué sur la paroi abdominale au niveau de l'extrémité supérieure de la tumeur. Le courant est fourni par 76 éléments, la résistance est égale à 2.000 unités.

Vingt-six applications sont faites de la sorte jusqu'au commencement du mois de février 1881. Pendant ce laps de temps, les règles sont revenues trois fois à vingt-huit jours de distance et n'ont duré que cinq jours.

Depuis quelques semaines, la malade ne cesse de faire observer la diminution énorme subie par le ventre. En effet, après une quinzaine d'applications il était facile de constater que la tumeur qui, au début du traitement dépassait l'ombilic, dépassait à peine les pubis à ce moment d'une hauteur de 6 à 7 centimètres. La largeur du fibrome avait diminué dans les mêmes proportions.

En même temps, la névralgie lombo-abdominale, que la malade disait si pénible, s'était calmée.

Les besoins fréquents d'uriner et la sensation de pesanteur dans le bas-ventre avaient disparu.

La constipation elle-même si tenace et si opiniâtre aurait cédé à l'emploi de l'intermittence rythmée.

Les résultats dans ce cas dépassaient notre attente, et nous aurions douté de l'exactitude de notre diagnostic si la malade n'eût été vue antérieurement par le professeur Verneuil et plus tard par le docteur Péan.

Il est certain que, après cinq mois de traitement, la tumeur était rentrée dans le petit bassin, diminué au moins des 7/8 de son volume, en même temps qu'étaient disparus tous les accidents morbides auxquels elle donnait lieu.

A quoi attribuer cette étonnante réduction de volume de ce fibro-myome? Nous serions bien embarrassé de le dire. C'est la seule fois, dans le grand nombre de fibromes que nous avons traités par les intermittences rythmées du courant continu, qu'une semblable réduction s'est produite en pleine période d'activité sexuelle et dans un laps de temps relativement très court.

Il importe, sans aucun doute, de tenir compte de la race (la malade appartient à la race nègre), mais aussi de ce fait que la malade a eu deux grossesses à terme. En effet, il résulte des recherches de M. Doléris (Société de Biologie, 3 février 1883) que l'influence de la gravidité sur les tumeurs fibreuses se traduit par une accentuation de la lobulation. De plus, dans les lobes ou nodules de la tumeur, il se manifeste une tendance générale au dépôt de tissu myxomateux. En même temps, les vaisseaux lymphatiques acquièrent un développement exagéré et subissent des modifications d'ordre inflammatoire.

Il est possible que ces transformations, encore aujourd'hui peu connues, créent à l'intermittence rythmée du courant continu des conditions plus favorables à la réduction de volume des fibromyomes.

CONCLUSIONS

L'emploi de l'électricité dans le traitement des tumeurs fibreuses de l'utérus est basé sur des faits physiologiques et peut produire les résultats les plus avantageux.

A l'exclusion de tout autre mode d'électrisation, electrolyse, courants induits, courants continus, il faut employer les courants à intermittences rythmées. Un métronome ordinaire peut faire facilement l'office de régulateur.

Par l'application ainsi pratiquée de l'électricité :

A. En règle générale, on obtient une diminution, sinon la cessation complète des hémorragies et, suivant l'âge de la malade, un retour à la menstruation normale.

B. Les douleurs disparaissent.

C. On peut espérer voir la tumeur diminuer de volume, ou tout au moins cesser de s'accroître, ou bien encore se pédiculiser et se mieux prêter à l'opération.

D. Amélioration successive de l'état général des malades.

Aucun accident grave ne peut jusqu'a présent être imputé à ce mode de traitement.

FIN

LYON. — IMPRIMERIE PITRAT AINÉ, RUE GENTIL, 4.

9 782329 478289